CONSEILS

POUR LES TEMPS

DE CHOLÉRA,

Par J.-P. POINTE,

Docteur en Médecine, professeur de Clinique médicale, etc.

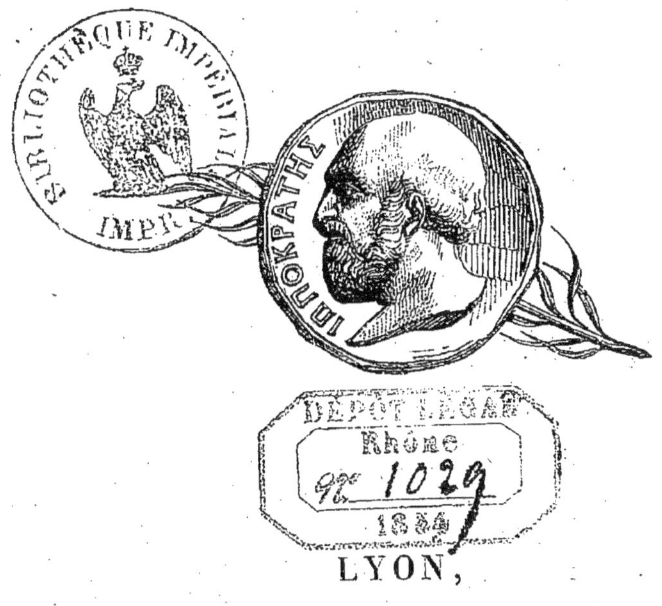

LYON,

IMPRIMERIE DE LOUIS PERRIN.

1854.

AVANT-PROPOS.

Mon but, en rédigeant cet Opuscule, a
été de répondre à la demande de plusieurs
pères de famille et des chefs de grands éta-
blissements qui m'ont depuis longtemps
confié le service sanitaire de leurs maisons (1).
Il est naturel que ceux qui sont chargés d'une
responsabilité considérable se préoccupent
des dangers de l'avenir en voyant le fléau
asiatique frapper aussi cruellement le nord
et le midi de la France. Lyon, placé entre
ces deux régions et, pour ainsi dire, au centre
du pays envahi, a été trois fois, par une sorte
de privilége, garanti de cette cruelle épidémie.
Ce privilége continuera-t-il cette année?

(1.) Le Lycée impérial et la Manufacture des tabacs,
qui renferment, réunis, près de dix-sept cents individus.

Nous l'espérons fermement. Néanmoins, le rôle du médecin est de prévoir et d'indiquer les précautions à prendre pour les dangers, même les plus éventuels. Si, ce qu'à Dieu ne plaise ! le fléau venait nous visiter, les gens du monde trouveront dans ces quelques pages les conseils dont mon expérience personnelle et celle de plusieurs de mes savants confrères et amis m'ont prouvé l'utilité, sur le traitement préservatif du choléra et sur les premiers soins à donner au malade avant l'arrivée du médecin.

CONSEILS

LES TEMPS DE CHOLÉRA.

———

Dans cette maladie, comme dans toutes les autres, la nature fait des efforts pour aider la guérison; elle peut même, à elle seule, la déterminer plus ou moins promptement. Le médecin doit donc chercher à la seconder, et, si les conseils qu'il peut donner en pareil cas étaient bien suivis, nul doute que l'on ne parvînt à sauver un beaucoup plus grand nombre de victimes; or, pour atteindre ce but, voici les moyens qui ont été conseillés par les praticiens :

1° *Traitement préventif à mettre en usage en temps d'épidémie.*

La nécessité d'attacher de l'importance aux moindres dérangements de santé et de les combattre rationnellement dès leur apparition, est un fait reconnu par tous les médecins.

Il faut donner au physique et au moral le plus de résistance possible, en conservant chaque organe dans le plus grand état d'intégrité ; on doit surveiller particulièrement ceux qui, dans le cours ordinaire de la vie, deviennent facilement le siége de quelque état morbide : il est peu d'hommes qui n'ait son côté faible. Si, lorsqu'un cas de choléra se déclare, un viscère est déjà dans un état anormal, la réaction qui peut conduire à la guérison devient d'autant plus difficile.

Moyens préventifs.

1. Habitations vastes, car il ne suffit pas d'y trouver juste le nombre de mètres cubes

d'air nécessaire par individu et commandé par les lois de l'hygiène.—Ventilation facile. — Séparation des habitants dans leur appartement : il serait bon que chacun eût sa chambre à coucher. — Blanchissage au lait de chaux des cours, des allées et des ateliers. — Entretien de la propreté des appartements, des personnes et des choses qui sont d'un usage habituel.

2. Surveillance des lieux d'aisance : ils doivent être souvent aérés et sans que l'air qui en sort puisse pénétrer dans l'appartement. Ils seront souvent soumis au lavage, et les exhalaisons infectes seront neutralisées par le sulfate de fer entretenu dans les cuvettes et dans les vases.

3. Régime : faire particulièrement usage de mouton, bœuf, volaille, et quelquefois de poisson frais ; les viandes seront bouillies ou rôties, et ces dernières de préférence à la broche ; œufs frais à la coque, pommes de terre, carottes, asperges et artichauts au beurre et rarement réchauffés. Le beurre d'accommodage sera toujours frais. Fruits mûrs de bonne espèce et en très petite quantité ; gelée de

coings et biscuits. On continuera à boire du vin comme à l'ordinaire , toutefois sans excès ; à la fin, si l'on veut , un petit verre de Bordeaux.

Les repas se composeront du potage , de deux plats de viande , d'un plat d'hortolage et du dessert. Il serait bien d'en faire trois par jour , séparés par des intervalles de quatre à cinq heures.

Eviter avec grand soin les excès de table ; une indigestion peut être mortelle. — Ne pas boire très froid quand on a chaud. — Se priver des viandes de lait, des viandes marinées, des salaisons, légumes très aqueux, haricots , pâtisseries lourdes et très beurrées. — S'abstenir de liqueurs et de café.

La sévérité de ce régime pourra être un peu modifiée suivant la constitution et les habitudes des sujets. Il ne faudrait pas passer trop brusquement d'un régime habituellement très relâché à un régime très rigoureux.

4. Deux bains domestiques environ par semaine, d'une demi-heure à trois quarts d'heure chacun ; ils seront aromatisés avec de l'eau de Cologne, et suivis de quelques

frictions sèches. — Usage habituel d'une ceinture de flanelle. — Éviter le froid et surtout le froid humide, et, au besoin, le combattre par un feu clair. — Ne pas marcher les pieds nus, et entretenir surtout la chaleur des extrémités.

5. Se défendre de toute affection morale forte. Il convient cependant d'occuper son esprit sans le fatiguer. — Ne pas se priver de sommeil. — Vivre éloigné des réunions nombreuses, telles que bals, spectacles, etc.

6. Faire un exercice modéré et suffisant pour entretenir les forces.

Objets qu'il est utile d'avoir dans son habitation, et qui deviendraient nécessaires si le choléra y éclatait.

1º Couvertures de laine;
2º Bassinoires;
3º Sachets longs pour les membres;
4º Sachets carrés pour le tronc;
5º Fers à repasser;
6º Sel de cuisine en grains et sec;
7º Moutarde en poudre;

8º Menthe poivrée ;

9º Laudanum ;

10º Amidon ;

11º Baume de Fioraventi ;

12º Sulfate de fer.

*2º Premiers soins à donner aux malades
avant l'arrivée du médecin.*

Je crois nécessaire de commencer par donner un résumé sommaire des principaux signes à l'aide desquels on pourra reconnaître le choléra pendant sa première période et le distinguer, par conséquent, de toute autre maladie.

Symptômes ou signes : légères douleurs de tête, éblouissements, impression pénible de la lumière et du bruit sur leurs organes respectifs, engourdissement et faiblesse générale, apathie, crampes, et parfois accroissement des battements du cœur et de ses dépendances ; perte de l'appétit, langue blanche, éructations d'abord, puis vomissements, léger gonflement du ventre, borborygmes, endolorissement de la région de l'estomac et coliques plus ou moins violentes; selles fréquentes, séreuses, jaunâtres ou riziformes, qui soulagent mais affaiblissent; urine en moindre quantité et incolore, sueur parfois abondante, et enfin commencement de froid, de cyanose, et d'inertie de la peau qui perd son élasticité.

Traitement : la médication à opposer au choléra devant varier suivant l'âge, le sexe, la constitution, la période et la forme des accidents, il est évident que les premières prescriptions, tout aussi bien que celles qui suivront, doivent être faites par un docteur en médecine; mais, d'autre part, comme la maladie marche souvent avec une grande rapidité, il importe de ne pas perdre un instant, et voici ce que l'on devra faire en l'attendant :

Le malade sera mis à la diète et couché dans un lit bien chauffé; il y sera placé nu et entre deux couvertures de laine; au moyen d'un fer à repasser, on échauffera particulièrement les régions du cœur et de l'estomac.

On appliquera des sinapismes sur le ventre et sur les membres; on entretiendra sur les cuisses, les jambes, la poitrine et l'abdomen des sachets remplis de sel chaud.

On fera des frictions sur la peau, sèches ou humides, avec le baume de Fioraventi ou avec l'eau de Cologne.

On donnera à l'intérieur, et par demi-tasse, des infusions de tilleul, de menthe poivrée ou de mélisse.

Dans le cas de diarrhée simple : lavements d'amidon.

Dans le cas de diarrhée persistante et riziforme, on ordonnera le lavement suivant :

Pr. Décoction de riz. . . un litre ;
    Gomme adragant . . un gramme ;
    Diascordium . . . dix grammes.
    Mêlés s. a.

Dans le cas de douleurs de tête : bains de pieds avec la moutarde.

Dans le cas de nausées et tranchées, on fera prendre au malade, toutes les heures, une cuillerée de la potion suivante :

Pr. Eau distillée de tilleul. 90 grammes ;
    Eau distillée de menthe. 15   id. ;
    Laudanum . . . . 10 gouttes ;

Teinture de cachou . . 2 grammes;
Sirop de gomme . . . 30 id.
F. s. a. potion.

Dans le cas de crampes avec frissons : frictions avec l'huile de jusquiame, l'essence de térébenthine ou la pommade camphrée.

Dans les cas de vomissements, soif ardente, diarrhée : glace brisée à l'intérieur, administrée de moment en moment par petites cuillerées et alternativement avec des infusions froides de fleurs de tilleul et de feuilles d'oranger; en même temps on rappelle la chaleur à la peau, par des applications de moutarde.

Malgré la rapidité avec laquelle cette maladie marche dans beaucoup de cas, il sera sage cependant de mettre une certaine mesure dans l'emploi des moyens que je viens de conseiller. Ainsi il ne faut pas croire que les frictions seront d'autant plus efficaces que l'on aura frotté avec plus de force; il en est de même des autres moyens propres à ramener la chaleur à la périphérie. N'oublions pas que ces agents thérapeutiques ne sont destinés qu'à venir en aide à la nature qui, seule, peut amener une salutaire réaction ; or, la nature a besoin d'un certain temps pour opérer ses actes mystérieux. La diarrhée elle-même, malgré le rôle important qu'on lui a fait jouer dernièrement dans le choléra, est un symptôme qu'il serait parfois dangereux de vouloir supprimer trop brusquement.

L'administration des remèdes que je viens de recommander peut être confiée sans danger à des personnes étrangères à l'art de guérir ; mais un médecin instruit osera davantage et fera mieux. Il est donc dans l'intérêt du malade de faire au plus tôt venir son médecin. Cette époque du traitement est la plus importante ; c'est pendant cette première période du mal que les secours de l'art ont le plus de chances d'arrêter la maladie, de l'étouffer dans son principe, ou au moins de lui préparer une terminaison heureuse.

Un mot encore pour terminer. Il est un mal plus redoutable que le choléra lui-même, c'est la peur. La peur prédispose à cette maladie en affaiblissant tout l'organisme et en portant la perturbation spécialement sur les appareils nerveux et digestifs, en refoulant les fluides vivifiants à l'intérieur et en déterminant par conséquent des congestions dans les viscères. L'homme effrayé *tremble de peur*, la peur *lui coupe les jambes* : telles sont les phrases par lesquelles il exprime la conscience qu'il a de l'affaiblissement de ses forces musculaires. L'influence de la peur sur les organes digestifs et conséquemment sur les fonctions intestinales n'est pas moins prononcée, et l'un des principaux symptômes prodromiques, celui dans lequel quelques médecins ont vu la moitié du choléra, ne tarde pas à se faire sentir. Or, si la peur, en temps ordinaire, a une pareille influence sur les fonctions sensitives et digestives, quels résultats fâcheux n'aura-t-elle pas dans un temps où les affections cholériques, dans lesquelles ces mêmes fonctions sont toujours si essentiellement compromises, règnent épidémiquement?

Considérons en outre que le peureux devient incapable de porter secours au parent ou à l'ami que l'épidémie frappe sous ses yeux, et que, sans doute, plus d'un malheureux a été victime de cet abandon coupable. Le devoir, aussi bien que la sagesse, nous ordonne donc de rester calmes. Il n'est pas prouvé que le choléra se transmette par voie de contagion ; nous n'exposons donc point notre vie en secourant nos frères. Celui qui, par une volonté forte, ferme l'entrée de son cœur à une terreur irréfléchie, qui, tout en s'entourant des précautions préservatrices que nous avons conseillées, remet sa vie entre les mains du Créateur et se soumet d'avance à ses desseins, a plus de chances que personne d'échapper à l'épidémie, en même temps qu'il est plus apte à secourir ceux qui lui sont chers, à remplir la noble mission qui incombe à tout homme de cœur dans les temps de calamité publique.